18:00

Hoy
Chubascos de información 

Recordatorio

Leer "18 verdades que quieres saber sobre la masturbación".

———————————

¡De cabeza!

Escrito por Lorena S. Gimeno

Primera edición: Mayo de 2022

SEXUALIZADOS_AS:
https://www.sexualizados.com/
@sexualizados_as

Diseño de portada, corrección, maquetación y textos:
Lorena S. Gimeno

ISBN: 9798828958351

¿Qué es "18 verdades"?

18 verdades es una serie de libros que responde a mi necesidad de compartir, porque esa es mi vocación. Desde no recuerdo cuándo (podría decir mi adolescencia, pero seguramente antes) tengo la imperiosa necesidad de compartir los conocimientos que tengo: sin filtro, sin que me lo pidan.

Por supuesto, este impulso es algo que he aprendido a controlar, más o menos, a lo largo de los años; y poco a poco desarrollo nuevas formas de "desahogarme". Comencé con la escritura en una pequeña revista online que compartía con mi mejor amigo en la que explicábamos al mundo todo lo que sabíamos sobre escribir, maquetar y autoeditarse. Con el tiempo, me hice con una cámara y empezamos a grabarnos para hacer más de lo mismo (¿se nota que me gusta escribir?). Y a mediados de 2017 salió la idea de hacer un canal de youtube sobre sexualidad; esta vez, sin embargo, el proyecto lo compartía con mi compañero Luis Anlo y desde entonces es nuestra pasión.

El canal se convirtió en web y sus redes sociales respectivas. En 2018 decidí profesionalizar esa pasión que no sabía que tenía y en 2019 me convertí en sexóloga. Ahora, me sigue gustando crear historias pero he descubierto en la escritura de no ficción un lugar donde compartir mucho conocimiento. Sí, podría hacer videos sobre estos temas y en realidad, si miras muchos videos del canal, puedes encontrar las verdades esparcidas por ahí. Pero no podía dejar escapar la posibilidad de aunarlo todo en un libro ameno y corto que te dé a ti unas respuestas claras a hipotéticas preguntas sobre sexualidad.

Así nació "18 verdades" (aunque antes de ser serie de libros estuvo a punto de ser un programa de Twitch) y ha llegado ahora a tus manos. Espero que disfrutes aprendiendo sobre sexualidad tanto como yo disfruto aprendiendo y escribiendo sobre ello. Porque cada día, cada semana y cada mes sigo formándome, aprendiendo y desarrollándome como persona y como sexóloga.

¡Muchas gracias por comprar este libro!

Sobre el tema

La masturbación es sexo. Tan válida como cualquier otra práctica sexual. No importa el tipo de estimulación sexual, mientras sea en solitario será masturbación. E incluso podríamos decir que hay prácticas en compañía que siguen siendo masturbación.

En realidad, hay pocas diferencias entre el sexo en compañía y la masturbación. El límite entre ambos no es claro pero, si queremos marcar la diferencia, podemos decir que el sexo en compañía es una actividad sexual en la que dos o más personas interactúan para estimularse mutuamente de forma erótica mediante cualquiera de los cinco sentidos. Así, la masturbación es estimulación erótica a solas o con asistencia de material o una persona con la que no hay reciprocidad de estímulos (por ejemplo, una sexcam, un striptease...).

La clave, entonces, está en la reciprocidad de estímulos. Es decir, que cuando todas las personas disfrutan es sexo en compañía. No importa si no hay contacto físico. Así, sexo telefónico sería sexo en compañía, pero escuchar un audioporno es material para la masturbación. Que una trabajadora sexual te masturbe es masturbación asistida, pero que tu pareja te masturbe es sexo compartido (en este caso, tu pareja recibe el placer de darte placer).

En definitiva, en este libro descubrirás 18 verdades que quieres saber sobre la masturbación, donde aprenderás las maravillosas virtudes de la masturbación y algunas ventajas que tiene sobre el sexo en compañía.

* Todas las palabras que veas en negrita las encontrarás en el glosario al final del libro (página 44 en adelante).

1. Ayuda a conocer tu placer

Una de las maravillosas ventajas que tiene la **masturbación** sobre el sexo en compañía es que es sexo dentro de un entorno cien por cien seguro. No importa la confianza que tengas con la otra persona, siempre hay algo que te puede dar vergüenza, miedo o reparo compartir.

Un ejemplo claro sería el del **sexo anal**. El sexo anal puede ser doloroso si no se hace con cuidado, **lubricación** y **dilatación**. Si lo practicas con otra persona debe haber comunicación constante, tomarlo con calma... pero a solas tú sabes perfectamente lo que necesitas y cómo. Con esto no digo que la masturbación sea superior al **sexo compartido**, porque precisamente una de las grandes virtudes del sexo en compañía es el logro de disfrutar con otra persona y conseguir que el placer fluya mediante la cooperación, la comunicación y el respeto mutuo.

Así, cuando quieres probar algo nuevo pero no tienes confianza suficiente como para hacerlo en compañía, o quieres probar si te gusta primero, la masturbación te ofrece en entorno seguro y necesario donde puedes investigar, probar y disfrutar de forma completamente egoísta. Por supuesto, hay algunas prácticas sexuales que no pueden hacerse a solas, pero los juguetes pueden ayudarte a probar muchísimas.

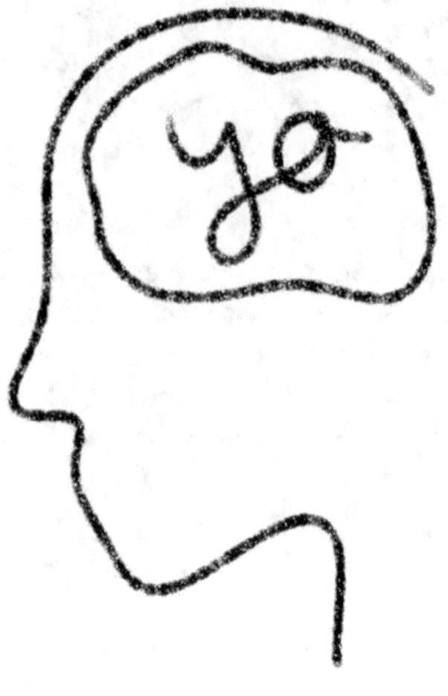

2. No hay mucha o poca

A menudo me llegan consultas sobre si "me estoy masturbando demasiado", y siempre respondo exactamente lo mismo (aunque no con las mismas palabras): mientras no dejes de vivir por masturbarte, nunca es demasiado.

Los niveles de **deseo sexual** son completamente diferentes entre personas, y ni siquiera son estables a lo largo de tu vida. Esto significa que para medir tu deseo sexual nunca debes compararlo con el de otra persona, sino con versiones anteriores de ti.

Un claro ejemplo de desniveles en el deseo sexual lo pueden encontrar en muchas personas que, tras tener un bebé, sufren una bajada de la **libido** tal que ni siquiera piensan en sexo durante meses. Y luego, cuando su nueva vida se estabiliza, deben trabajar, o no, para recuperar las ganas de sexo.

Y esto lo encontramos también en personas que están pasando por un tratamiento agresivo o toman medicación que afecta al deseo sexual (un efecto secundario que muchas veces ni siquiera queda reflejado en el prospecto).

En definitiva, la masturbación se hace **compulsión** cuando dejas de comer, dormir, salir... Si afecta a tu vida "normal", es compulsión. Si te hace sentir culpable, también puedes pedir ayuda. Pero si te masturbas tres veces o cinco al día y te sientes bien, no hay problema alguno.

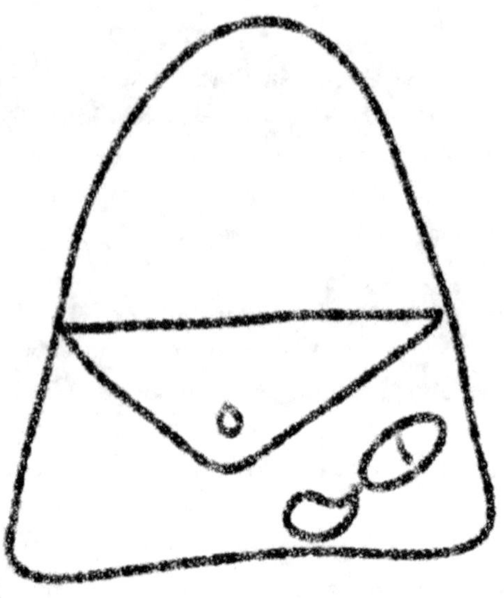

3. No la hacemos bien

No. No voy a decir que tu técnica masturbatoria es incorrecta. Al fin y al cabo, cada cual sabe el qué y cómo le gusta. Sin embargo, hay algunos errores comunes en la masturbación de gran parte de la población: con prisas, muy fuerte, rápido y a por los genitales.

Esto suele deberse al hecho de que la masturbación suele considerarse como algo vergonzoso y que, sobre todo en la adolescencia, debemos hacer sin que nos pillen ni sospechen lo que estamos haciendo. De ahí que, generación tras generación, nos criamos con unos hábitos masturbatorios en los que prima llegar al **orgasmo** a la velocidad luz.

Esto, por ejemplo, en la población con pene puede desarrollar problemas de **eyaculación precoz** (por acostumbrarse a tener una respuesta sexual rápida) o, por el contrario, de **falta de placer** porque nadie puede estimular sus genitales como cuando lo hace a solas.

Entonces, ¿esto cómo se soluciona? Pues siendo conscientes del problema, dejando a las generaciones futuras disfrutar de su sexualidad en un entorno seguro y privado. Y si te ha pasado algo de todo esto, es momento de reconectar con tu cuerpo y reinventar tu forma de masturbarte.

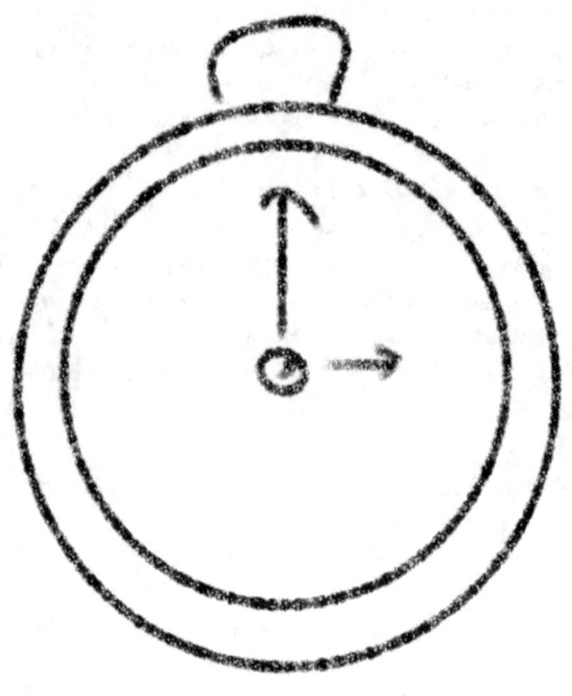

4. Te permite probar con seguridad

Tú siempre vas a ser la persona en la que más confías. Esto significa que, cuando quieres probar algo nuevo en el sexo, nadie te conoce mejor que tú.

No importa la confianza que tengas con la otra persona, los años que hace que os conocéis o lo mucho que habéis disfrutado del sexo de formas diferentes... Si hablamos de probar el sexo anal, un **dildo** y tu propia mano siempre será la opción más segura y cómoda para una primera vez.

Por supuesto, con esto no digo que siempre debas reservarte para ti tus primeras veces. Solo digo que, si te da mucho miedo, reparo o no las tienes todas contigo... la masturbación puede ser tu mejor opción.

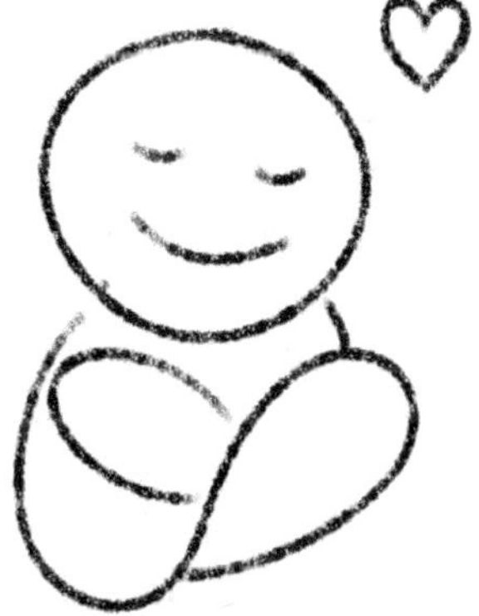

5. No conocemos lo que estimulamos

¿Sabías que el primer mapeo del **clítoris** se hizo en 1998? Si lo piensas detenidamente, el clítoris se conoce desde hace relativamente poco y lo más seguro es que hasta que el estimulador de clítoris no se hizo popular, en 2014/2015, muchas personas pensaban que esa parte de la vulva era un pliegue de carne más. Y eso que aún ahora, en 2022, hay personas que dicen que el clítoris no existe y es un invento de los quieren vender "succionadores".

Esto lleva a pensar que basamos nuestras masturbaciones en la información que recibimos. Por un motivo muy simple, en realidad: el ser humano aprende por imitación. Viendo a nuestros referentes aprendemos a caminar, hablar, socializar... Y con nuestros **referentes sexuales** aprendemos sobre el sexo.

Desgraciadamente, los referentes sexuales de las últimas generaciones han sido el cine (momentos de pasión, sexo con ropa, penetración y **orgasmo simultáneo**) y, aún más en los últimos años, el porno (sexo agresivo, centrado en el placer del hombre y donde la mujer tiene un papel de objeto de placer). Esto se traduce en muchísimas personas pensando que el sexo puede doler y que es normal, que las mujeres deben llegar al orgasmo con la penetración, que una mamada va con atragantamiento incluido... Y las prácticas masturbatorias derivan de estos conocimientos.

Así, nos encontramos con personas que no saben dónde está el clítoris, que creen que el periné es solo una parte de piel más o que piensan que estimular la próstata es de "maricones" (por supuesto, dicho o pensado con tono despectivo). Piensa en esto: ¿cuánto dejas de experimentar con tu cuerpo porque "no debes hacerlo así"? ¿Basas tus gustos sexuales en aquello que has experimentado en lo que la sociedad te ha dicho que debe gustarte?

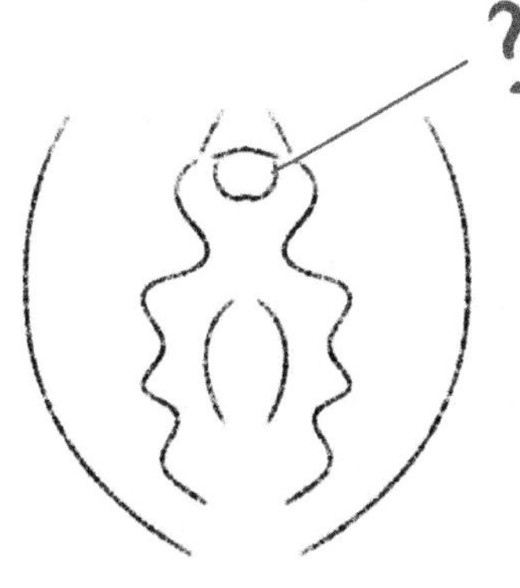

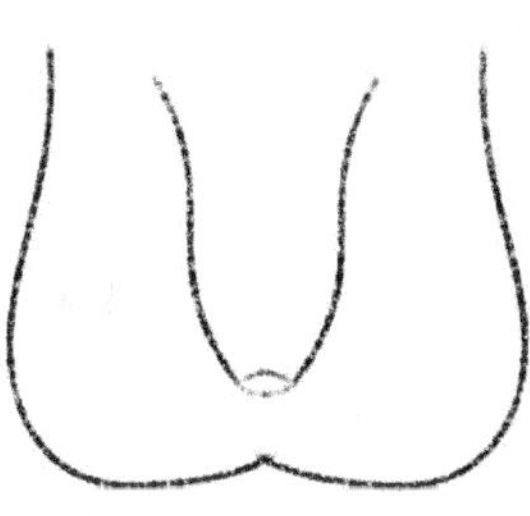

6. Nos centramos demasiado en los genitales

La mayoría de lo que conocemos de nuestros genitales es lo que nos enseñan en el colegio cuando nos hablan del **sistema reproductor** del cuerpo humano. Pues fíjate tú que el **clítoris** no aparece en los libros de texto (aunque esto puede cambiar en un futuro cercano) y nunca se habla del placer ni de la importancia del resto de tu cuerpo y tu cerebro en la **respuesta sexual**. Es más, la respuesta sexual no la enseñan en biología.

El porqué de esto es porque nunca nos enseñan lo que es el sexo. Para nada. Nos enseñan lo que es la reproducción, y nos sirve de poco de cara al placer. Y, si has tenido la suerte de tener una o dos clases de educación sexual, seguramente te hayan explicado las **enfermedades e infecciones de transmisión sexual** (con fotos de ejemplo realmente desagradables) para decirte después que te pongas el preservativo; si eres mujer, además, te habrán explicado los beneficios de la píldora y otros anticonceptivos hormonales.

Entonces, cuando buscas placer sexual y nadie te cuenta nada, experimentas por tu cuenta y terminas yendo a los puntos erógenos que a lo mejor te han dicho o has visto en el porno o el cine (porque en el cine también hay sexo, aunque censurado). Así: si tienes pene pues vas al pene; y si tienes vulva lo más seguro es que pienses que se llama vagina y que el agujero es lo que más importa.

Puede que disfrutes de tu **genitalidad**, pero te estás perdiendo una parte muy importante que es el resto de tu cuerpo y su capacidad para recibir placer; y no me estoy refiriendo a los pechos.

Todo tu cuerpo tiene piel, donde hay piel hay sensibilidad al tacto y donde hay tacto encontramos receptores neuronales que mandan señales a nuestro cerebro. Una caricia, un lametón, un mordisco... Todo eso provoca sensaciones en nuestra piel que llegan al cerebro y este las identifica como placenteras o no (en realidad, las neuronas encargadas del placer y del dolor están interconectadas). Así que nunca temas investigar tu cuerpo, trazar tu **mapa de zonas erógenas** y poner a prueba tu resistencia al dolor (que es completamente diferente de persona a persona).

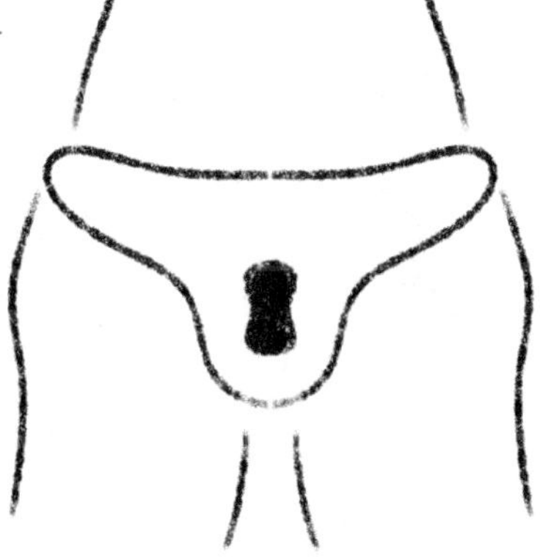

7. Aunque creas que no, es sexo

Otro problema de nuestra **educación sexual** nula es que muchas personas creen que la masturbación es una práctica inferior, que no es sexo de verdad e incluso que quienes la practican es porque no pueden conseguir "alguien a quien follarse", dejando claro que otras personas son simples herramientas para tu placer y sin considerarlas como personas que merecen respeto y placer también (una actitud egoísta y mayoritariamente machista).

Y ya te digo que no es así. La masturbación es un acto de amor propio y una práctica sexual de autoplacer que es tan válida como el **sexo en compañía**. Si nos fijamos en la descripción de lo que es el sexo, la masturbación entra perfectamente:

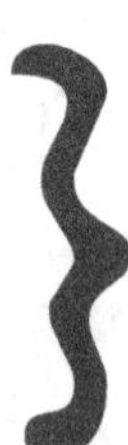

Sexo es cualquier acto o actitud que se hace en sentido erótico o para ofrecer o reclamar placer sexual o erótico.

Así, la masturbación es una práctica más dentro del amplio mundo que es el sexo; y es insustituible. De la misma forma en la que el sexo compartido no puede sustituirse por la masturbación. En sí, la gran diferencia entre la masturbación y el sexo compartido está en que, mientras la primera permite la introspección y el enfoque en el placer propio, el segundo favorece la conexión con la otra persona y el placer de dar y recibir.

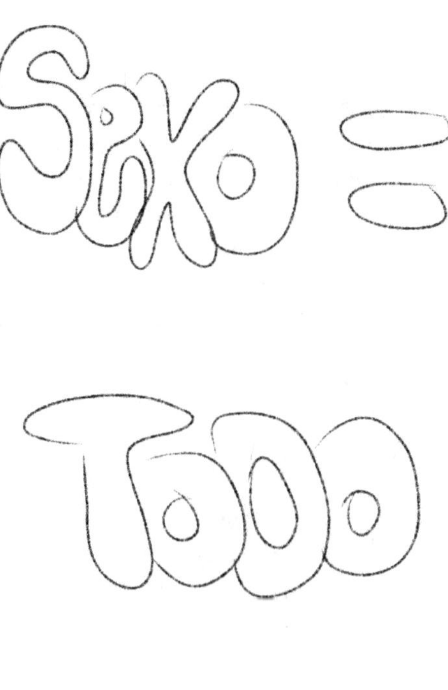

8. Ayuda a trabajar la imaginación sexual

La imaginación sexual es una herramienta que tiene muchos usos. Te permite fantasear con facilidad, te invita a siempre explorar y experimentar y, además, te da facilidades cuando tienes que improvisar en el sexo compartido.

Pero, ¿cómo la masturbación estimula la imaginación? Pues por el simple hecho de que, al recibir placer sexual, el cerebro no se queda en blanco y suele comenzar a divagar. Si esto lo unes a experimentar con confianza, consumir pornografía y educarte sexualmente; estás sentando las bases para ser una persona que sabe improvisar e incluso puede planear un encuentro sexual teniendo en cuenta los gustos de la otra persona.

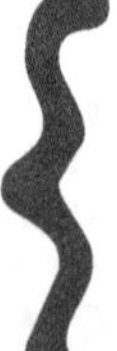

También puedes trabajar
la imaginación sexual viendo películas
eróticas, leyendo o hablando con
tu pareja o amistades.

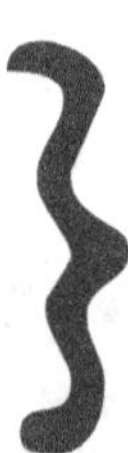

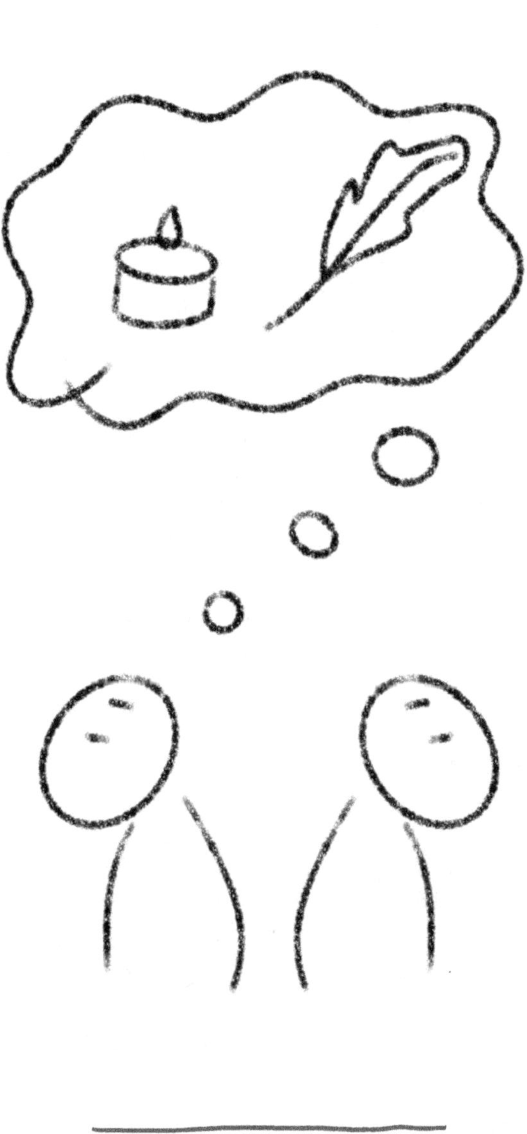

9. Tiene muchas formas

No toda persona que se masturba lo hace igual a otra. Ni siquiera poniendo a cien personas masturbándose los mismos genitales en fila lo harán igual: fuerza, velocidad, dirección, zona a estimular... De ahí que no a todo el mundo le guste lo mismo en el sexo. Creo que ni siquiera hay tres personas que hagan igual el misionero (o quizá sí, pero no viven cerca unas de otras).

Hay personas que, por ejemplo, se masturban una vez a la semana pero disfrutan leyendo novela erótica o cómic para adultos. Toda esa excitación sexual que reciben de la lectura, si lo pensamos detenidamente, es placer y, por tanto, un acto sexual. Si, además, tenemos en cuenta que el órgano principal del placer es el cerebro, ¿tú lo considerarías masturbación?

También hay personas que disfrutan llevando ropa interior provocativa y paseándose por lugares donde consideran que es tabú. O llevar todo el día un plug. O incluso se estimulan únicamente los pezones, el cuero cabelludo o los pies para conseguir un orgasmo.

Masturbarse "como toca" no es más que una forma de encasillarse en algo que quizá ni siquiera te produzca placer. Piensa en ello: ¿no es el propósito de la masturbación el placer propio? ¿Por qué tendrías que masturbarte pensando en "el qué dirán"?

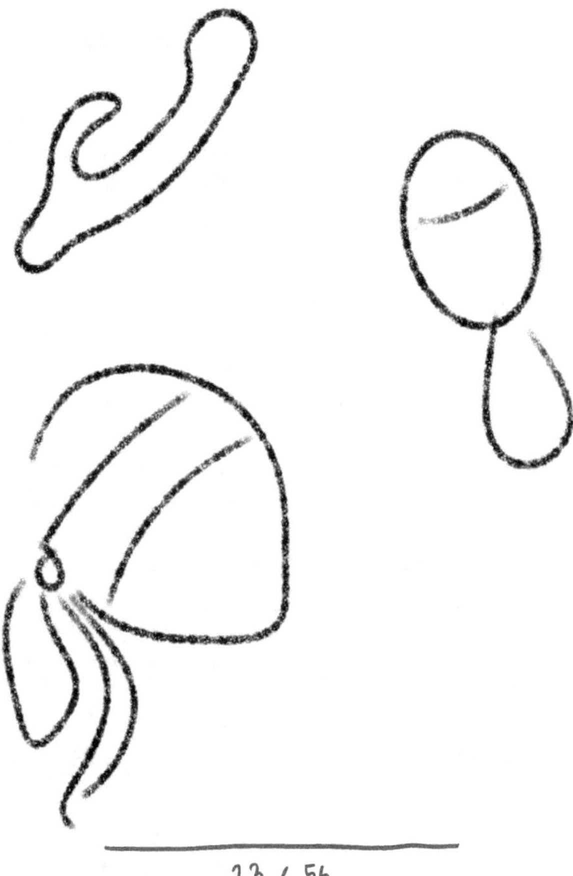

10. No se acaba al conseguir pareja

Como tenemos la mala costumbre de pensar que la masturbación es la muleta de aquellas personas que no pueden tener relaciones sexuales con otras personas, tendemos a pensar que al conseguir pareja es su responsabilidad satisfacer nuestras necesidades sexuales. O incluso puedes pensar que, si tu pareja se masturba, es porque no la satisfaces.

Deja de pensar así. Desde ya. Porque, como ya te he dicho varias veces, la masturbación y el sexo compartido son sexo, pero no excluyentes entre sí. Aquí algunos casos donde la masturbación es un alivio dentro de la pareja:

Cuando los horarios no son compatibles en una pareja y solo se mantienen relaciones "cuando se puede".

En relaciones a distancia.

Cuando hay **desigualdad en el deseo sexual**, la persona con más "ganas" puede masturbarse cuando la otra no.

En realidad, hay muchos casos más, porque si hay algo que debe quedar claro es que tu pareja no es responsable de tu placer. Si acaso, colabora en tu placer cuando tenéis sexo compartido y tú colaboras en el suyo. Porque si pensamos que la pareja está para cubrir tus necesidades, solo terminarás con frustración y enojo hacia esa persona por no cumplir tus expectativas. Al fin y al cabo, la pareja no se tiene solo para el sexo. Hay mucho más que compartir, vivir y disfrutar como para cabrearse por el sexo.

De todas formas, lo mejor es siempre hablar con tu pareja y, si es necesaria **reeducación sexual** o mediación, siempre hay profesionales disponibles (yo incluida).

11. Te ayuda a ser responsable de tu placer

Este está estrechamente relacionado con el punto anterior. Piensa que sentirías si, con pareja, solo pudieras comer cuando estás con esa persona. O ducharte, o incluso disfrutar de un café. ¿No es absurdo crear este requisito innecesario, frustrante y que, además, solo crea restricciones? Disfrutar de tu vida con otra persona no es volverse dependiente de ella. Por eso, si te masturbas y te haces responsable de tu placer, no cargarás a tus parejas con ese lastre.

Por supuesto, como he dicho antes, la **masturbación** no sustituye la conexión que se consigue con el **sexo compartido**. Así que, dentro de las responsabilidades que tienes para con tu propio placer, está en ti no masturbarte hasta el punto en el que luego no te apetezca practicar sexo con tu pareja.

¿No sería ideal que la gente que busca sexo con otras personas lo hiciera porque quiere pasarlo bien y no "para desahogarse"?

INDEPENDENCIA
SEXUAL

27 / 56

12. No es negativa

Por si no ha quedado claro hasta ahora, te lo digo directamente: la masturbación no es mala. No te hace menos, no te convierte en un «losser», no te hace perder vista ni hace que te crezcan pelos en las manos.

¡Sorpresa! Tampoco te provoca disfunción eréctil si la haces bien (ver punto 3) ni te vuelve "menos hombre". Sí es cierto, en este caso, que no masturbarse aumenta los niveles de **testosterona** en el cuerpo, pero si te masturbas tus niveles no bajan lo suficiente como para que pierdas masculinidad. Este es otro de los mitos provocados por la **masculinidad frágil** de muchos hombres; que han llegado a crear movimientos o retos de no masturbación. Profesionalmente, no recomiendo hacer ninguna de estas técnicas, abstinencias o tratamientos para desarrollar músculo sin la supervisión de un profesional de la medicina.

Lo he pensado, pero no hay problemas no dudas de este tipo en cuanto a las personas con vulva. Si acaso, algunos mitos relacionados con la religión o con "cómo deben ser las mujeres"; todo ello dentro de lo habitual en una cultura machista que restringe el placer de las mujeres, no vaya a ser que crean que no deben depender de un hombre.

Aquí un dato: usar una parte de tu cuerpo no la gasta, en todo caso la mantiene activa. Es más, los orgasmos son un buen ejercicio para mantener sano el suelo pélvico, además de los ejercicios Kegel.

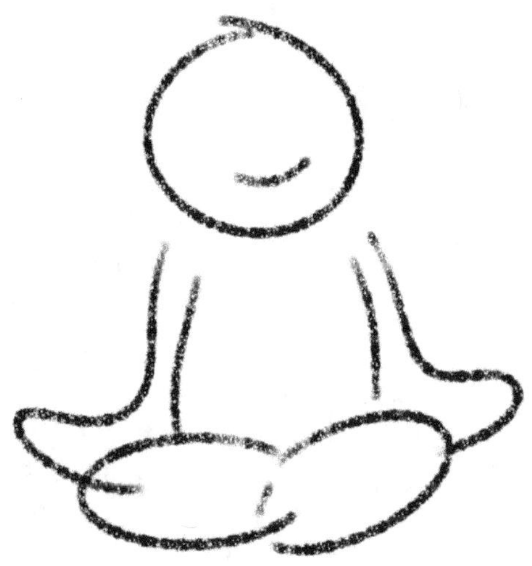

13. Estigmatiza

Esto es algo que he dicho en puntos anteriores, pero es tan grave la negatividad que sufren las personas que se masturban que necesita un punto propio. Porque, para gran parte de la sociedad actual (sobre todo en culturas americanas o europeas), una persona que se masturba está por debajo de las demás.

Tenemos arraigada la creencia que nos insiste en que si te masturbas es porque no puedes conseguirte un rollo. La **cultura** sexual de gran parte de la población se basa en que no has tenido sexo nunca si no lo has hecho con otra persona. Es como un "hito" necesario para mantener tu lugar en tu entorno social. Si no, eres un perdedor, un friki o directamente infrahumano.

Esto se ha convertido en una **hipersexualización** de la juventud, que se ve empujada a mantener relaciones sexuales lo antes posible porque es un requisito a cumplir. ¿Conoces la película «Virgen a los 40»? ¿No es acaso una demostración clara de que vivimos hipersexualizados? Y si piensas que es solo un ejemplo fortuito, ve a cualquier película sobre adolescentes americana y encontrarás al "típico pardillo" que quiere perder la **virginidad** antes de acabar el instituto. El por qué nunca se dice, pero claro queda que de lo contrario se sentiría menos que una persona.

Por supuesto, esto no dejan de ser constructos sociales que, lo queramos o no, nos afectan e influencian directamente en nuestra sexualidad. Un motivo más por el que, al llegar a la edad adulta, toca **reeducarnos sexualmente**.

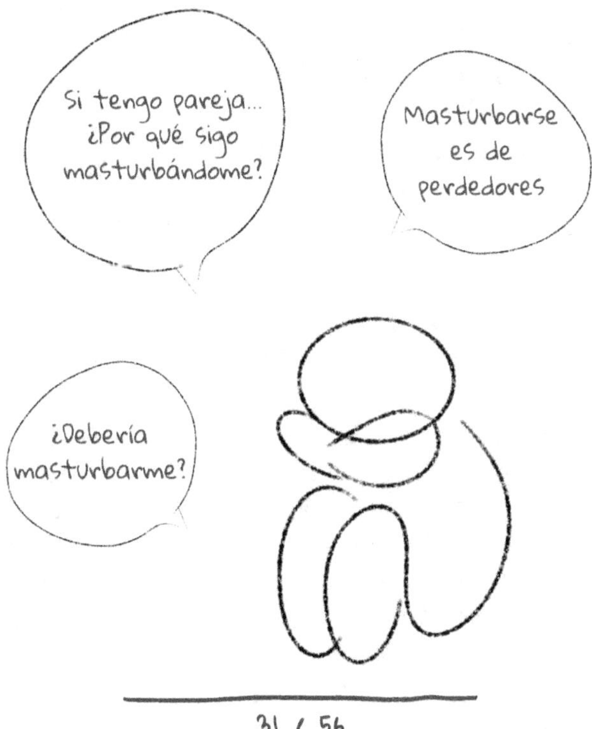

14. Es machista

El **machismo** es cualquier actitud o manera de pensar que sostenga que el hombre es por naturaleza superior a la mujer. Por supuesto, hay actitudes, creencias o pensamientos más o menos machistas. Y la gran mayoría de personas, incluso personas feministas, tienen en lo profundo de su mente creencias machistas que se esfuerzan por desaprender.

En cuanto al machismo dentro de la masturbación, es tan sencilla como la creencia de que las mujeres no deben masturbarse. Por supuesto, el patriarcado tiene muy claro el por qué de esto, pero no voy a entrar en detalles porque no tienen base científica y para lo único que sirve este tipo de pensamiento es para manipular, controlar y humillar.

Desde temprana edad, se evita que las personitas se toquen en público. Sin embargo, se considera "normal" que, llegada la pubertad, los chicos se toquen. Las chicas, por supuesto, no deben porque no es propio y, además, las mujeres no tienen un deseo sexual tan incontrolable como el de los hombres (nótese el sarcasmo).

Pero la masturbación no es machista solo por negarse a un género completo. Aunque se considere "normal" que los hombres jóvenes se toquen durante la pubertad, mejor que no se enteren tus amigos no vaya a ser que pierdas tu estatus de "hombre". Y si estimulas tu ano...

Por suerte, con el tiempo y la educación adecuada las generaciones futuras dejarán atrás este pensamiento y esta persecución a la masturbación. Y tampoco es que todos los hombres sean así, pero sí son creencias que tenemos muy arraigadas en nuestra educación.

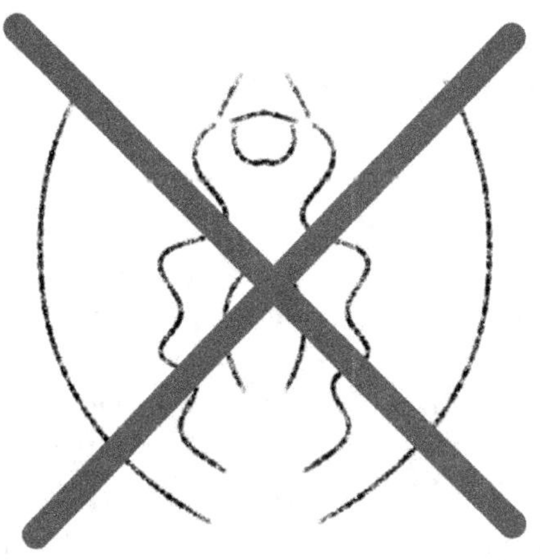

15. No sabemos nada de juguetes

Hay muchos prejuicios a la hora de utilizar juguetes tanto en el **sexo compartido** como en la **masturbación**, pero este tema lo voy a dejar para un libro diferente. Por suerte para ti, hay muchas personas dentro del ámbito de la sexualidad (tiendas, profesionales de la sexología, divulgadoras, «sex coaches»...) que se esfuerzan por naturalizar el sexo y ofrecer información sobre los juguetes sexuales.

Sin embargo, te sorprendería saber la gran cantidad de personas que quieren comprarse un juguete y, cuando lo hacen, pues no quedan tan convencidas con su compra. Esto suele pasar porque se compran los top ventas de la tienda o lo que está de moda en el momento. Pero no nos informamos lo suficiente sobre el producto.

¿Es impermeable? ¿Es fácil de limpiar? ¿Va a pilas o a baterías? ¿Qué tan largo o ancho lo debes comprar? Hay muchísima información sobre juguetes que desconocemos porque nadie nos lo ha explicado antes. Por eso, para educarte sobre juguetes, mi recomendación es buscar una persona especializada o apuntarte a un «tupper sex».

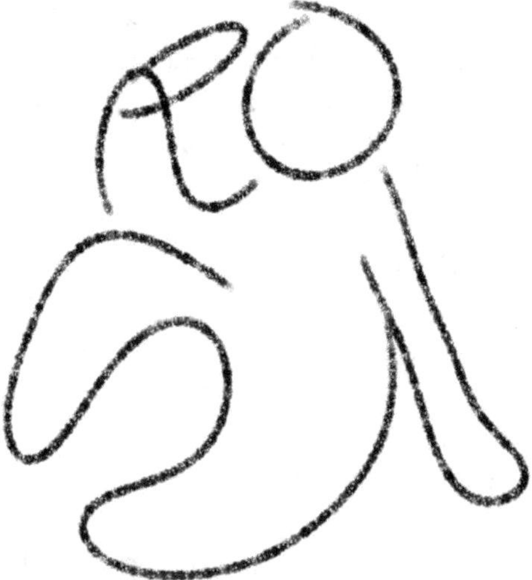

¡No me entra! Creía que este juguete sería más pequeño...
Debería haberme informado :(

16. El "succionador"

Este es un punto relacionado con el anterior, porque creo importante hablar sobre este juguete y sobre el que viene en el punto siguiente. El motivo es que, si bien es cierto que hay cientos de juguetes sexuales hechos para muchos tipos de personas con gustos completamente diferentes, el **estimulador de clítoris** (a.k.a. succionador) es un tipo de vibrador capaz de arrancar oleadas de placer a cualquier persona con vulva.

Y quizá esto que he dicho ahora ya lo sepas, pero déjame despejarte algunas posibles dudas:

No es necesario apoyar el estimulador en la piel para que funcione, de forma que si incluso el primer nivel es fuerte para ti puedes alejarlo que las pulsaciones llegan igual. Experimenta y verás.

Si lo vas a colocar contra la piel, busca uno cuya boquilla te parezca cómoda. Así evitarás sentir molestias después.

El succionador puede provocar orgasmos con facilidad incluso a bajos niveles. Si quieres disfrutar de

multiorgasmos, empieza con un nivel que no sea el primero y, al alcanzar el primer orgasmo, baja uno o dos niveles. Después, cuando dejes de sentir las sacudidas y pulsaciones de tu vulva, puedes volver a subir... ¿Hasta dónde llegarías?

¿Es estimulador puede dejarte el clítoris insensible? Si abusas de él, sí. Pero esto es algo que se puede tratar y es temporal.

Para evitar perder sensibilidad o crear dependencia, no utilices demasiado a menudo el succionador. Emplea otros juguetes y usa las manos. Quizá te tome más tiempo, pero el placer de durante es algo que con los estimuladores se puede llegar a echar de menos. ¡Los orgasmos no lo son todo!

Por suerte, con el tiempo y la educación adecuada las generaciones futuras dejarán atrás este pensamiento y esta persecución a la masturbación. Y tampoco es que todos los hombres sean así, pero sí son creencias que tenemos muy arraigadas en nuestra educación.

17. La copa masturbatoria

Si he hablado del **estimulador de clítoris**, ¿cómo no hablar de la **copa masturbatoria**? Podría decirse que este juguete es la otra cara de la moneda, el único tipo de juguete que atrae a todas las personas con pene por igual. Porque hay copas para todos los gustos y muchas de ellas son especialistas en estimular los puntos clave en el pene. Y si no conoces a la copa masturbatoria por ese nombre, es posible que sí la conozcas como «vacuum cup» o «chichilata».

Quizá tienes ahora una idea algo más clara sobre la copa, pero hay tantas variantes que te pierdes. Así que, como antes, aquí algo de información sobre este juguete:

Las copas masturbatorias se pueden dividir en dos grandes grupos: las que imitan genitales y las fantasía. Estas últimas tienen texturas enfocadas en el placer del pene mientras las primeras suelen buscar el mayor realismo.

Todas las copas masturbatorias se hacen con un material blando que busca dar buena sensación, como el TPE o la superskin.

Las copas realistas suelen imitar vaginas, bocas o anos, ser de color carnoso y tener forma de tubo, de forma que su limpieza se suele hacer dando la vuelta al producto cual calcetín, aunque con algunos no se puede. También los hay que son solo el "trozo de carne" y otros que van dentro de una cubierta sólida o semirrígida.

Las copas fantasía suelen mezclar texturas (tentaculitos, protuberancias, ondas...) e incluso algunas tienen dentro del material duro texturas duras en forma de bolitas, cubos o similar.

Las copas fantasía pueden venderse en forma de tubo, con o sin carcasa, pero también en lo que yo llamo «formato flip». Este sistema permite abrir el producto por la mitad (suele ir pegado a una carcasa) para facilitar la limpieza.

Existen copas masturbatorias analógicas, con vibración y algunas incluso con capacidad para calentarse...

La diferencia de precio entre las analógicas y las que tienen componentes electrónicos suele ser muy alta.

Existen las copas desechables, pero no son muy ecológicas ni reciclables.

Muchas copas suelen venir con un pequeño agujero que evita que se cree un vacío y el pene se quede atascado.

Algunas, incluso, hacen buen uso de este agujero y permiten variar la sensación de absorción de forma manual.

Si sufres **eyaculación precoz**, existe una solución en forma de copa masturbatoria más aplicación llamada MyHixel. No me pagan por esto, pero apoyo su trabajo. Tienen también otra versión del producto para trabajar el **control eyaculatorio**. Y actualmente trabajan en la aplicación de su producto para las personas que sufren **eyaculación retardada**.

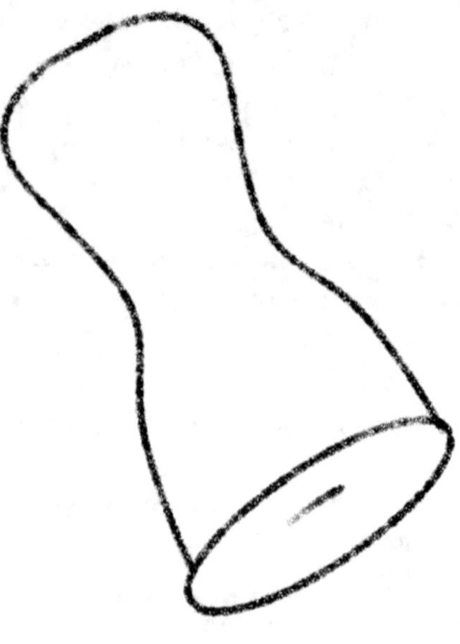

18. Es saludable

Existen muchos movimientos, mitos y creencias sobre lo mala que es la masturbación, pero espero que tras leer este libro hayas descubierto todas las virtudes de la misma. ¿Cómo va a ser malo ser sexualmente autosuficiente?

La masturbación te permite conocer mejor tu cuerpo, sanear tu **respuesta sexual**, probar cosas nuevas con seguridad, no depender de tu pareja ni cargarla con tu frustración sexual, disfrutar más del placer sexual y, por lo tanto, aumentar tu deseo sexual. Por supuesto, la compulsión es negativa para la salud mental y las relaciones sociales o románticas, pero no por empezar a masturbarte te vas a crear una adicción, te lo aseguro.

Decidas lo que decidas, es tu cuerpo. Y si tienes dudas siempre puedes buscar ayuda profesional en forma de asesorías para todas las muchas dudas que puedas tener (y espero no haber despertado yo). Aunque sí espero que te haya quedado claro que la masturbación es una herramienta que te permite disfrutar y nadie te la puede prohibir.

Conclusiones

Y hasta aquí llegan las 18 verdades que necesitaba contarte sobre la masturbación. Un tema que me atrae desde hace un tiempo y ha quedado reflejado en los libros «21 días de masturbación», también a la venta en Amazon.

En un principio el próximo libro de la serie 18 verdades iba a centrarse en la identidad sexual, pero siendo mayo el mes de la masturbación me he puesto las pilas y lo he adelantado. Aún no sé si seguiré el orden que pensaba para los libros pero sí sé que tengo estructurados otros ocho como estos dos primeros. Por supuesto, no van a depender unos de otros y no serán para leer ordenadamente, pero sí me gustaría que les echaras un vistazo a ver si encuentras algo que te llame. Que compartas mi trabajo también me hará feliz, incluso si me criticas (críticas constructivas únicamente, las destructivas te las puedes guardar).

En resumen, gracias por leer y espero que hayas aprendido algo de mi trabajo, o que al menos la lectura te haya sido amena y entretenida.

Si tienes preguntas relacionadas con esta serie de libros, apuntes o recomendaciones, puedes contactarme a través del mail 18verdades@sexualizados.com o en RRSS con el hashtag #18verdades y etiquetando a @sexualizados_as o a @lorenasgimeno.

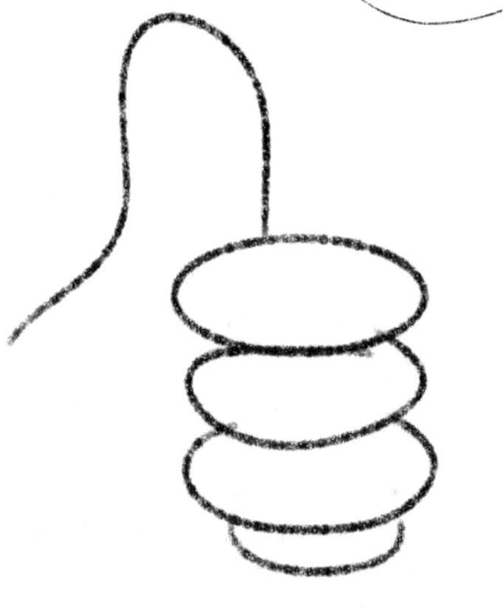

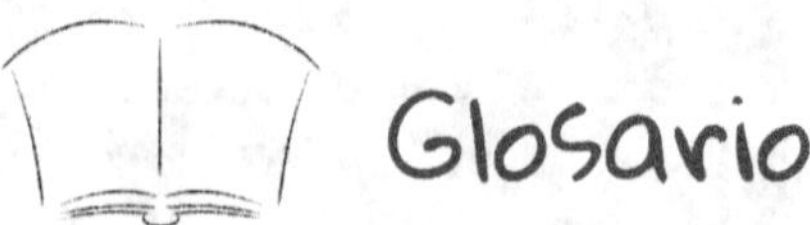

Glosario

anticonceptivos Conjunto de fármacos o métodos que evitan el embarazo. Los hay hormonales y no hormonales.

clítoris Órgano eréctil que forma parte de la vulva y se sitúa por debajo del pubis y encima de la uretra. El clítoris es un órgano mayoritariamente interno, mostrando al exterior únicamente su glande. También tiene un prepucio que lo protege. Suele mantenerse escondido dentro de su prepucio pero, ante la excitación sexual o estimulación adecuadas, el glande del clítoris puede sobresalir.

compulsión sexual También llamada conducta sexual compulsiva. Se considera una compulsión sexual aquella que se convierte en un elemento esencial de tu vida, es difícil de controlar o interfiere o perjudica tu vida o la de las personas de tu entorno. Cualquier conducta sexual se puede convertir en una compulsión al abusar de ella.

constructos sociales Terminología, costumbres y "normalidades" creadas por una mayoría para explicar, diferenciar o limitar algo. Por ejemplo, los países, el dinero, la monogamia, la moralidad y gran parte de todo lo que construye la sociedad.

control eyaculatorio Capacidad de las personas con pene para controlar el reflejo eyaculatorio. Es una capacidad que puede entrenarse.

copa masturbatoria Juguete sexual con forma insertiva pensado para las personas con pene. Las primeras copas imitaban la forma de una vagina. Hoy en día sigue habiendo copas que imitan bocas, vaginas y anos, pero también las hay que buscan la estimulación con texturas.

cultura sexual Término que se emplea para referirse a lo que una persona dice, sabe, cree y percibe sobre la sexualidad. La cultura sexual se desarrolla a partir de las experiencias sexuales, la educación sexual y lo que aprendemos de nuestro entorno sociocultural.

deseo sexual/libido Emoción o impulso que determina la frecuencia, forma e intensidad en la que necesitamos estimulación o encuentros sexuales.

desigualdad en el deseo sexual Cuando entre dos o más personas que mantienen relaciones sexuales o tienen una relación de pareja hay una gran diferencia entre la cantidad, duración o intensidad, se dice que hay una desigualdad en el deseo sexual. Esta desigualdad suele generar problemas de pareja por desencadenar resignación en una o frustración en otra persona según quién "ceda" para mantener más o menos relaciones sexuales.

desniveles en el deseo sexual A lo largo de toda su vida, una persona no mantiene un mismo nivel de deseo sexual, el cual varía. Sin embargo, se considera un desnivel del **deseo sexual** a una bajada o subida muy abrupta o marcada. Se puede dar por una enfermedad, una medicación, un trauma u otros factores que han afectado directamente a la persona.

dilatación Capacidad de la cavidad vaginal de aumentar de tamaño gracias a la excitación sexual. La dilatación también se puede dar en otras ocasiones. En cuanto al ano, este no dilata con tanta facilidad, pero sí se puede dilatar poco a poco con estimulación y paciencia.

dildo (Juguete sexual) Se considera dildo cualquier juguete sexual pensado para la inserción vaginal o rectal (**sexo anal**), tenga o no forma fálica. La única excepción de juguete similar que no se llama dildo son los plugs.

disfunción eréctil (Disfunción sexual) Dificultad para conseguir o mantener la erección en las personas con pene aun con la estimulación erótica adecuada.

disfunciones sexuales Problemas o impedimentos recurrentes y persistentes relacionados con la respuesta sexual, el deseo, el **orgasmo** o el dolor. Suelen generar malestar, angustia, aflicción e incluso problemas de pareja. Existen disfunciones psicológicas (tratadas psicológicamente), físicas (tratadas médicamente) o de conducta (tratadas desde un punto de vista sexológico).

educación sexual Conjunto de recursos, charlas e información a la que puede acceder una persona para desarrollar su cultura sexual.

ejercicios kegel Ejercicios centrados en fortalecer el **suelo pélvico**. Se pueden hacer sin importar los genitales pero suelen ser un tipo de terapia post-parto habitual hoy en día dado que el suelo pélvico se debilita tras un parto.

enfermedades/infecciones de transmisión sexual También llamadas "ets" o "its" son aquellas enfermedades o infecciones cuyo origen suele ser el contacto sexual entre las personas. Algunas de ellas también se transmiten por la sangre, por contacto o de gestantes a bebés.

estimulador de clítoris También conocido como succionador, es un juguete sexual que emplea impulsos de aire para estimular el clítoris a través de la piel. Hay muchos mecanismos diferentes pero su uso es similar.

eyaculación precoz (Disfunción sexual) Se considera eyaculación precoz cuando esta se da antes de lo deseado. Desde un punto de vista científico, se considera precoz cualquier eyaculación antes de entre 3 y 6 minutos tras el inicio de la penetración.

falta de placer Dificultad para sentir placer sexual de forma física. Se suele dar cuando te estimulas durante mucho tiempo de una única forma sin variar en el método o herramientas empleadas.

fórmula sexual Aquellas prácticas o formas de estimulación que, en un entorno sexual, te aportan placer. Es una selección de lo más placentero dentro de tus gustos sexuales.

frustración sexual Condición de ansiedad, estrés o enfado causada por un desbalance entre el **deseo sexual** y el **sexo** practicado.

genitalidad Aspecto parcial de la sexualidad que se centra en los genitales por encima de lo demás, sin tener en cuenta el resto del cuerpo o la mente de cara al sexo.

gustos sexuales (Identidad sexual) Conjunto de prácticas sexuales que te producen placer y estás conforme a practicar. Puede haber diferentes niveles de apetencia y placer, pero se incluyen también tus límites y las prácticas que nunca llevarías a cabo.

heteromasturbación (Práctica sexual) Así como la masturbación implica ofrecerse cualquier tipo de estímulo para el placer sexual, la heteromasturbación consiste en estimular los genitales de la otra persona con las manos. La heteromasturbación se convierte en sexo en compañía cuando se hace cualquier otra práctica en la misma sesión (oral, penetración, besos...). De forma que la heteromasturbación pura sería únicamente dos o más personas tocándose los genitales "intercambiando manos".

hipersexualización Actitud social que da más importancia a los atributos y valores considerados sexuales, delegando a un segundo plano otras cualidades que posee una persona. Esto nos afecta en muchos sentidos, como la censura de los pezones considerados femeninos en las redes sociales.

identidad sexual Aquello que te define como ser sexual. Incluye tu identidad de género, expresión de género, orientación sexual, orientación relacional y gustos sexuales.

imaginación sexual Capacidad de una persona para fantasear, improvisar en el sexo conjunto o tener ocurrencias relacionadas con el sexo.

líquido preseminal Secreción producida por el pene durante la excitación sexual. Se trata de un fluido viscoso e incoloro que es expulsado al exterior por la uretra como respuesta a una fuerte excitación sexual o por efecto secundario de un aumento del riego sanguíneo en la zona genital. El líquido preseminal puede contener espermatozoides.

lubricación La lubricación puede ser natural o artificial. La lubricación natural, tanto en penes como en vulvas, se da cuando hay un aumento del riego sanguíneo en la zona genital (puede darse o no por excitación sexual). En la vulva la lubricación es una secreción vaginal mientras en el pene es una secreción de la uretra, también conocida como líquido preseminal. El ano no lubrica, aunque sí es húmedo por dentro. Cuando no hay lubricación natural o no se considera suficiente, se recomienda el uso de lubricantes.

lubricantes Cosméticos de uso normalmente erótico que simula la lubricación natural. Se suele usar cuando hay sequedad, por ocio, para el sexo anal o como aderezo (usando lubricantes de sensaciones frío, calor o incluso vibración).

machismo Actitud o forma de pensar de quien sostiene que el hombre es por naturaleza superior a la mujer.

mapa de zonas erógenas Conjunto de partes del cuerpo que sienten más placer sexual que otras. Suela haber zonas comunes entre varias personas, pero es algo que es recomendable investigar por cuenta propia.

masturbación (Práctica sexual) Acto de estimular el propio cuerpo con intención de ofrecerse placer sexual. También existe la **heteromasturbación**.

método de barrera Productos enfocados en crear una barrera impermeable y no transpirable que proteja de enfermedades de transmisión sexual y/o embarazos no deseados. Existen preservativos para penes, para vaginas y barreras orales entre otros.

multiorgasmos Sucesión de orgasmos en un breve período de tiempo. Las personas con vulva tienen más facilidad para ser multiorgásmicas.

orgasmo La descarga repentina de la tensión acumulada; la liberación máxima. El orgasmo es el clímax de la excitación y el placer sexual.

orgasmo simultáneo (Práctica sexual) Acto de llegar al orgasmo dos o más personas a la vez. Suele ser una norma en la ficción, pero una casualidad en la realidad. Se puede conseguir con comunicación, práctica y teniendo en cuenta constantemente el placer de la persona que te acompaña.

placer Sentimiento de felicidad y disfrute asociado a un momento, una acción o evento. Se suele utilizar en un entorno sexual pero puede emplearse en cualquier otro entorno. Por ejemplo, el placer de escuchar música o de la buena comida.

plug (Juguete sexual) Juguete en forma de tapón o supositorio pensado para la **dilatación** anal.

preservativo/condón También conocido por muchos otros nombres, el preservativo es un método de barrera que protege durante el sexo del contagio de enfermedades o infecciones de transmisión sexual así como del embarazo.

---

próstata Órgano interno que forma parte del pene (genitales, no miembro) en la mayoría de mamíferos. Se sitúa debajo de la vejiga, pegado a esta. Durante la excitación sexual, bloquea la salida de la vejiga para que esta no libere la orina durante el sexo y se contrae para eyacular, normalmente durante el orgasmo. Se puede percibir desde el resto y se considera un **punto erógeno**.

punto erógeno Se considera punto erógeno a aquellas partes del cuerpo que son grandes fuentes de placer para la gran mayoría de la población. El más conocido es el punto G, pero hay muchos otros situados en los genitales, tanto pene como vulva. Estimular estos puntos puede provocar gran placer o una sensación similar a las ganas de orinar que puede incomodar a algunas personas.

reeducación sexual Buscar información, desaprender o educarse por propia cuenta o con ayuda de una persona profesional de la sexología. Se suele hacer cuando la educación sexual que tenía la persona era pobre o incorrecta.

referente sexual Figura importante en el desarrollo de la cultura sexual de una persona. Puede haber más de un referente. Puede ser una persona de su entorno, un medio de ficción, un concepto cultural...

respuesta sexual Desde un punto de vista científico, la respuesta sexual engloba las fases del sexo.Se divide en cuatro fases ordenadas: el deseo, la excitación, la meseta (momento de placer sexual que finaliza, o no, con el orgasmo) y la resolución.

sexo Cualquier acto o actitud que se hace en sentido erótico o para ofrecer o reclamar placer sexual o erótico.

sexo anal (Práctica sexual) Se considera sexo anal cualquier práctica que consista en la estimulación del ano como parte del juego sexual, aunque este término se suele emplear en su mayoría para referirse a la penetración del ano.

sexo conjunto/compartido Sexo practicado entre dos o más personas.

sistema reproductor En biología, nombre que se da a todos los órganos que tienen una función en la reproducción, no en el sexo.

suelo pélvico Conjunto de músculos y ligamentos situados en la parte inferior de la cavidad abdominal, cuya función es sostener los órganos pélvicos en la posición adecuada para asegurar el buen funcionamiento de los mismos. Un suelo pélvico fuerte previene diversas **disfunciones** sexuales, así como las pérdidas de orina en la edad adulta.

testosterona Conocida como la hormona masculina. Durante la pubertad, causa el crecimiento del vello corporal, el desarrollo muscular y la profundización de la voz. En la edad adulta, controla el deseo sexual, mantiene la masa muscular y ayuda a producir esperma. Se suele utilizar de forma sintética como parte de tratamientos de **transición**, pero de forma natural no se pueden conseguir los niveles suficientemente altos o bajos como para sufrir cambios corporales. La excepción sería alguna enfermedad cuyo efecto en el cuerpo fuera un descenso o aumento crítico de la hormona.

tpe/superskin Tipo de polímero o goma que imita el tacto de la piel o tiene una sensación agradable. Suele emplearse para la fabricación de juguetes sexuales.

trans (Identidad sexual) Persona cuyo género no concuerda con el que se le determinó al nacer.

transición Conjunto de procedimientos que sigue una persona **trans** para cambiar el género que se le asignó al nacer. No todas las personas trans transicionan.

virginidad Término que se utiliza para denominar al hecho de no haber tenido nunca relaciones sexuales. Se suele utilizar para referirse a la ausencia de una primera penetración vaginal y se pierde con la rotura del himen. Es un constructo social.

Sobre la autora

Curiosa profesional, sexóloga y escritora entre muchísimas aficiones. Me dedico a compartir información, reseñas y consejos sobre sexualidad en youtube desde 2017 y como terapeuta me especializo en asesorías y talleres enfocados en el deseo sexual y las fantasías, pero trato con personas con una gran variedad de dudas, miedos y problemas.

Adoro compartir conocimientos, debatir y hablar en general, y como la forma más sencilla de hablar a distancia en diferido es con videos y letras, a eso me dedico. Si quieres mandarme tus dudas, puedes hacerlo a través de cualquiera de las redes sociales de @sexualizados_as o las mías propias, @lorenasgimeno.

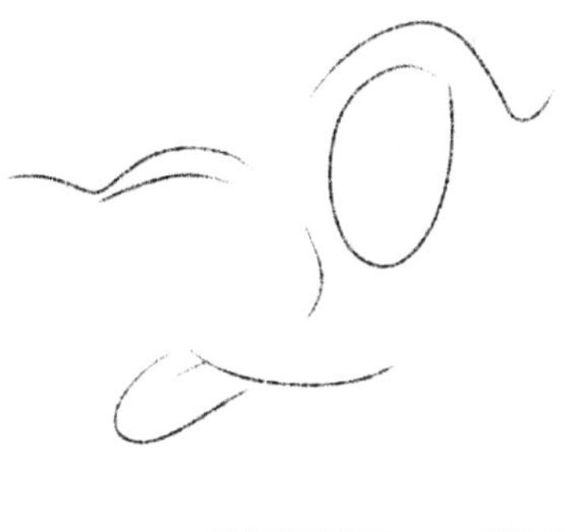

Otros libros de la serie

18 verdades que quieres saber sobre...

- el sexo (ya disponible)
- la identidad sexual (próximamente)
- los métodos anticonceptivos (próximamente)
- la menstruación (próximamente)
- el sexo compartido (próximamente)
- los juguetes sexuales (próximamente)
- la vulva (próximamente)
- el pene (próximamente)

Y también podrás adquirir próximamente el Glosario completo de todos nuestros libros.

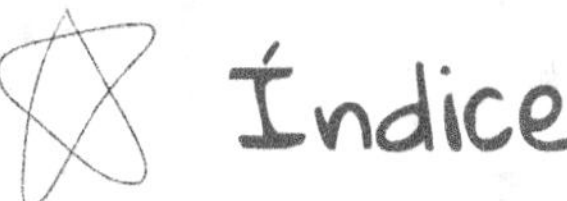 Índice

18 verdades que quieres saber sobre la masturbación

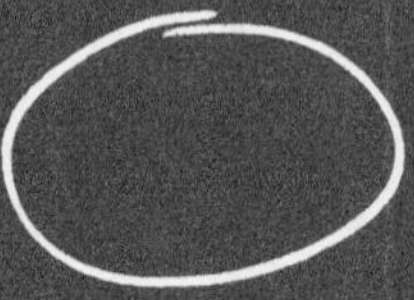

"18 verdades" es una serie de libros con datos reales, contrastados y educativos centrados en todo aquello que se supone que debes saber sobre sexo pero nadie te cuenta y no te atreves a preguntar por pura vergüenza.

Conoce más sobre el proyecto buscando "Sexualizados" en google o entra en:

@sexualizados_as

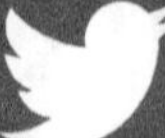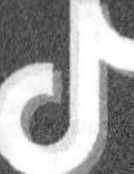